RECHERCHES

SUR LA COMPOSITION CHIMIQUE

ET LES

ÉQUIVALENTS NUTRITIFS DES ALIMENTS

DE L'HOMME;

PAR M. POGGIALE.

TRAVAIL LU A L'ACADÉMIE IMPÉRIALE DE MÉDECINE

LE 12 AOUT 1856.

PREMIER MÉMOIRE.

PARIS,

IMPRIMÉ PAR HENRI ET CHARLES NOBLET,

Rue Saint-Dominique, 56.

1856

RECHERCHES

Sur la composition chimique

ET LES

ÉQUIVALENTS NUTRITIFS DES ALIMENTS

DE L'HOMME.

Les recherches que j'ai l'honneur de soumettre au jugement de l'Académie forment la première partie d'un travail que j'ai entrepris dans le but de déterminer la composition chimique et les équivalents nutritifs des principaux aliments de l'homme. J'ai participé, depuis quelques années, aux travaux de diverses commissions chargées d'étudier la composition, la valeur nutritive et la substitution des aliments ; j'ai dû, par conséquent, faire de nombreuses analyses, et chercher par l'expérience la solution de ces questions qui intéressent à un si haut degré l'alimentation de l'homme.

Des mémoires extrêmement importants ont été publiés, depuis une vingtaine d'années, sur le rôle des aliments plastiques et des aliments respiratoires, sur la formation de la graisse et du sucre, sur la proportion d'azote contenue dans les substances alimentaires, et sur les rapports qui existent entre les aliments et les transmutations de l'organisme. Il résulte de ces grands travaux, que nous devons en grande partie à MM. Dumas, Liebig, Boussingault, Payen, Persoz, Bernard, etc., que les substances alimentaires de l'homme se divisent en deux grandes classes, en aliments azotés et en aliments non azotés ; que les premiers sont chargés de la nutrition de nos organes, et que les autres sont brûlés dans l'économie, se transforment en eau et en acide carbonique, et produisent ainsi la chaleur animale. Il résulte également des recherches des chimistes et des physiologistes modernes, que l'homme et les animaux ne peuvent pas se nourrir avec des aliments qui ne contiennent pas d'azote, que tous les végétaux renferment des principes azotés, que leur pouvoir nutritif est généralement proportionnel à la matière azotée, et qu'il est subordonné aux proportions de substances albuminoïdes, de matières grasses, d'hydrates de carbone et de sels qui les composent.

Mais, pour connaître, au moins approximativement, la valeur nutritive des substances alimentaires, il est indispensable d'avoir des notions exactes sur les éléments qui les forment. Malheureusement, nous ignorons encore la composition des principaux aliments, et nous manquons, par conséquent, de données certaines pour établir une échelle de nutrition. D'un autre côté, les physiologistes ont singulièrement exagéré l'importance des substances azotées, en cherchant dans la proportion de ces principes la mesure de la valeur nutritive des aliments. En effet, si l'observation démontre que les matières privées d'azote sont impropres à entretenir la vie, on sait aussi que les aliments azotés ne peuvent pas suffire seuls à la nutrition, et qu'il leur faut le concours des aliments respiratoires et des sels minéraux.

La détermination des matières grasses, de l'amidon, du sucre et des substances congénères n'ayant pas été faite avec le degré de précision que méritent de pareilles questions, quelques chimistes, M. Liébig par exemple, ont dû, en dressant des tableaux comparatifs, négliger les matières grasses ou les représenter par une quantité déterminée de matière amylacée. C'est ainsi que 24 parties d'amidon seraient l'équivalent de dix parties de graisse. Mais, en supposant que ces chiffres expriment fidèlement les rapports qui existent entre ces principes, sous le rapport de la chaleur qu'ils peuvent produire, il est certain que ceux-ci ne remplissent pas dans l'économie les mêmes fonctions, et l'observation la plus vulgaire constate que la graisse ne peut pas être entièrement remplacée par les matières amycalées ou sucrées. Il faut que le carbone qui pénètre dans l'économie n'affecte pas seulement l'état de glucose, mais aussi la forme de graisse. Ces questions réclament donc de nouvelles expériences, et c'est pour combler autant que possible cette lacune que j'ai entrepris le travail que j'ai l'honneur de communiquer à l'Académie.

PROCÉDÉS ANALYTIQUES EMPLOYÉS.

Les méthodes analytiques employées par les chimistes pour isoler les substances qui composent les aliments offrent de grandes difficultés dans leur application. J'ai fait tous mes efforts pour les surmonter, en apportant le plus grand soin dans les analyses que j'ai exécutées, ou en modifiant les procédés connus. Les observateurs qui se sont occupés de ces recherches savent combien elles sont longues et fastidieuses; mais j'ai été constamment soutenu par l'espoir d'être utile et par la pensée que, pour étudier le rôle physiologique des aliments, il faut d'abord bien connaître leur composition.

Les aliments fournis par les céréales et les légumineuses, qui font l'objet principal de ce premier mémoire, contiennent de l'eau, des sels minéraux, de la cellulose, des matières azotées solubles ou insolubles dans l'eau, de l'amidon, des matières ternaires solubles dans l'eau, des substances grasses, et, dans les légumineuses surtout, des produits particu-

liers, tels que le tannin, des matières amères résini-
formes encore mal étudiées et qui offrent d'ailleurs
peu d'intérêt au point de vue de l'alimentation.

Je ferai connaître d'une manière sommaire les
méthodes d'analyse que j'ai employées pour séparer
ces principes les uns des autres.

Détermination de l'eau. — La quantité d'eau a été
dosée en desséchant 10 grammes de matière dans une
étuve à courant d'air, chauffée à 120°. La substance
était pesée jusqu'à ce que son poids restât constant.
Nous verrons plus loin que, dans les produits des gra-
minées et des légumineuses, la proportion d'eau varie
entre 12 et 16 pour 100.

Matières fixes. — J'ai déterminé le poids des substances inorganiques en calcinant dans un creuset
de platine une quantité connue d'aliment et en pesant
le résidu qui était ordinairement formé de carbonate
de chaux et de magnésie, de sulfate de chaux, d'oxyde
de fer, d'acide silicique, de phosphate de chaux et de
magnésie, de phosphate de potasse, de sulfate de
potasse et de chlorure de potassium. Parmi ces sels,
qu'il serait si utile de doser, les plus importants sont
les phosphates.

Cellulose. — Les procédés employés jusqu'ici pour
la détermination de la cellulose contenue dans les
aliments fournis par les végétaux, sont défectueux ;
ils consistent en effet à les traiter successivement
par les acides et les alcalis étendus, l'eau bouillante,
l'alcool et l'éther, et à peser le résidu qui résiste à
l'action de ces dissolvants ; mais la cellulose peu agrégée, comme celle qui se trouve à l'intérieur du grain,
est dissoute, ainsi que je l'ai montré dans mon travail sur la composition chimique du son et dans mes
recherches sur le ligneux du blé. Le procédé que j'ai
employé, et qui repose particulièrement sur l'emploi
de la diastate, sera exposé plus loin.

Matières azotées. — Si la valeur nutritive des aliments n'est pas représentée seulement par les matières azotées qu'ils renferment, il faut bien admettre cependant que le rôle de celles-ci dans l'alimentation est extrêmement important, et que les animaux soumis à un régime d'aliments non azotés finissent par mourir. Le dosage de l'azote offre donc le plus grand intérêt, et doit être fait avec le plus grand soin.

Les matières albuminoïdes que l'on rencontre dans les aliments et que l'on connaît sous les noms de fibrine, d'albumine, de caséine, de légumine, etc., ont des caractères physiques différents, mais présentent sensiblement la même composition chimique. La proportion de l'azote y est de 16 pour 100, et, par conséquent, le chiffre de l'azote fourni par l'expérience donne, par un simple calcul, la quantité de matière albuminoïde. Dans le blé, la substance azotée prend deux formes, celles d'albumine et de gluten. Dans la pratique, il est toujours utile de séparer celui-ci par le lavage, afin de pouvoir en examiner les caractères physiques. En effet, si les blés occupent le premier rang parmi les substances alimentaires, si les autres céréales leur sont inférieures, surtout au point de vue de la panification, ils doivent cet avantage au gluten. Mais par ce procédé il est impossible d'obtenir tout le gluten, et l'albumine passe d'ailleurs tout entière dans les eaux de lavage.

J'ai déterminé la proportion d'azote par l'excellente méthode de MM. Will et Warrentrapp, si heureusement modifiée par M. Péligot. On sait que ce procédé consiste à transformer tout l'azote de la matière organique en ammoniaque, à faire arriver les vapeurs ammoniacales dans un volume connu d'acide sulfurique titré, et à déterminer, à l'aide d'une liqueur alcaline, la quantité d'ammoniaque combinée avec l'acide sulfurique.

J'ai apporté, de mon côté, quelques modifications au procédé de M. Péligot ; ainsi, au lieu d'introduire au fond du tube de l'acide oxalique, qui donne à la fin de l'opération de l'hydrogène, je trouve beaucoup plus commode de chasser les gaz par un courant d'air, à l'aide d'un flacon aspirateur mis en rapport avec le tube de Liébig de l'appareil. **M.** Péligot a proposé de préparer la liqueur alcaline, en broyant la chaux éteinte avec une dissolution étendue de sucre ; mais cette dissolution s'altère peu à peu, surtout pendant l'été, et a besoin d'être titrée souvent. J'ai employé une dissolution de potasse à la chaux convenablement étendue d'eau qui ne présente pas l'inconvénient que je viens de signaler.

Le dosage de l'azote de toutes les substances alimentaires que j'ai étudiées a été exécuté par le procédé que je viens d'indiquer. L'ancien procédé, qui consiste à séparer l'azote à l'état gazeux, est d'une exécution assez difficile et donne généralement un excès de gaz provenant de l'air du tube, de l'hydrogène ou du bi-oxyde d'azote fourni par la substance soumise à l'analyse.

Quelques physiologistes, **MM.** les docteurs Schlossberger et Kempt, par exemple, ont évalué la quantité d'azote contenue dans les aliments par la méthode primitive de **MM.** Will et Warrentrapp, qui consiste à précipiter l'ammoniaque par le bi-chlorure de platine, à laver le précipité ammoniacoplatinique avec un mélange d'alcool et d'éther qui dissout le bi-chlorure de platine en excès et qui ne dissout pas le chlorure double de platine et d'ammoniaque. L'exécution de ce procédé est longue est difficile, et les résultats qu'il fournit sont rarement exacts.

Amidon.—On détermine avec une précision suffisante la proportion d'amidon contenu dans les céréales et les légumineuses, en le transformant en sucre à l'aide de la diastase. On opère à la température de 60 degrés, et on prolonge le contact jusqu'à ce que l'amidon ait complètement disparu. On jette sur un filtre le mélange, on lave, et comme une partie de l'amidon est encore dans la liqueur filtrée à l'état de dextrine, on convertit celle-ci en sucre par l'ébullition en présence de l'acide sulfurique.

On dose ensuite le sucre, au moyen d'une solution cupro-potassique titrée. Le sucre et la dextrine qui existent naturellement dans les aliments et qui rendent le chiffre de l'amidon trop élevé, sont dosés directement et soustraits de ce dernier.

Le procédé de dosage par les acides, qui est recommandé par plusieurs auteurs. offre de grandes difficultés et donne des résultats inexacts; en effet, je ferai voir plus loin que les acides même très-étendus transforment la cellulose en sucre.

Matières grasses. — J'ai dosé les matières grasses en traitant plusieurs fois par l'éther pur une quantité déterminée d'aliments desséchés.

La proportion de matière grasse contenue dans les substances alimentaires varie entre 1 et 63 pour 100, comme nous le verrons dans la suite de ce travail.

L'observation démontre que l'alimentation de l'homme n'est suffisante et facile qu'à la condition qu'elle contiendra des proportions convenables de substances plastiques, de matières grasses, de sels et d'aliments hydro-carbonés. Si les aliments respiratoires prédominent, la nutrition est insuffisante et les fonctions digestives sont altérées; si, au contraire, l'homme reçoit trop d'aliments azotés, il lui faut un exercice considérable pour brûler la quantité de carbone nécessaire à l'entretien de la chaleur animale, et l'excédant d'azote nuit d'ailleurs à la conservation des fonctions vitales. Ainsi, les aliments les plus nutritifs sont ceux qui contiennent les quatre principes indiqués plus haut dans des rapports constants, reconnus par la science et par la pratique. Pour exprimer la valeur nutritive des aliments, il faut déterminer d'abord les proportions de matières salines, grasses, azotées et hydro-carbonées qu'ils renferment. Je n'établirai donc scientifiquement une échelle de nutrition qu'après avoir fait connaître les résultats fournis par l'analyse.

Mais j'ai besoin d'exprimer de suite toute ma pensée sur la théorie des équivalents nutritifs, sur la substitution des aliments et sur le rôle de la chimie dans les questions d'alimentation. Les recherches chimiques et physiologiques faites depuis une vingtaine d'années ont démontré que l'homme adulte qui travaille consomme par jour environ 350 grammes de carbone nécessaire à l'entretien de la chaleur animale et 130 grammes de matières azotées chargées de la régénération des tissus, et qui sont rejetées de l'économie particulièrement sous la forme d'urée et d'acide urique ; sa nourriture n'est complète que lorsqu'elle est formée d'une partie d'aliments azotés et de quatre parties d'aliments respiratoires, et enfin sa santé s'altère si ces rapports sont profondément modifiés. Du reste, lorsque nos aliments ne sont pas suffisamment azotés, nous augmentons instinctivement la proportion d'aliments plastiques. C'est ainsi que, suivant la remarque de M. Boussingault, en Alsace, les paysans ajoutent aux pommes de terre du lait caillé, et que les Indiens des hautes régions des Andes se nourrissent avec un mélange de pommes de terre cuites et une forte proportion de fromage. Il faut donc que la ration alimentaire de l'homme contienne les matières salines, le carbone et l'azote émis dans les vingt-quatre heures, pour qu'elle puisse entretenir sa santé et sa force. Ce sont là les données fondamentales de la nutrition de l'homme. Mais suffit-il, pour évaluer la valeur nutritive des aliments, de déterminer la proportion des matières minérales, grasses, protéiques et hydrocarbonées ? Je ne le pense pas. La théorie des équivalents nutritifs est vraie, mais à la condition qu'elle ne sera pas appliquée d'une manière trop systématique et que les résultats théoriques seront constamment contrôlés par la pratique. En effet, le pouvoir nutritif des substances alimentaires dépend aussi de leur forme, de leur cohésion, de leur digestibilité; et souvent une substance riche en principes alimentaires, mais d'une digestion difficile, nourrit moins, produit moins de force qu'une autre matière facilement dissoute par les sucs digestifs. Ainsi, la viande nourrit beaucoup plus que le blanc d'œuf cuit, quoique ces deux substances présentent la même composition. Si l'on ajoutait à la farine un tiers de son poids d'eau, évidemment on ne produirait pas les mêmes effets physiologiques qu'avec le pain, qui contient pourtant les mêmes principes. La gélatine est plus azotée que la viande, et cependant un grand nombre d'expériences ont démontré que les chiens meurent après quelques semaines de ce régime exclusif, tandis qu'avec la viande seule ils vivent beaucoup plus longtemps. Si la faculté nutritive des aliments croît généralement avec la proportion d'azote qu'ils contiennent, il faut bien admettre aussi que toutes les matières azotées ne peuvent pas être considérées comme nutritives pour l'homme, et qu'il est nécessaire pour cela qu'elles soient absorbées sous la forme protéique. Ainsi, les principes azotés des couches corticales du blé sont réfractaires à l'action des organes digestifs de l'homme, comme la paille de froment, de seigle, d'orge, d'avoine, etc.

Dans la plupart des échelles du nutrition, on a admis, comme point de départ, un des principes constituants des aliments, l'azote ; aussi la théorie a fourni des indications souvent incertaines et en opposition avec la pratique.

Ces réserves étant faites, nous appellerons *équivalents alimentaires* les quantités des divers aliments de l'homme et des animaux qui, comme les équivalents chimiques des corps, se remplacent mutuellement, qui produisent les mêmes effets physiologiques, et qui peuvent par conséquent se substituer les uns aux autres. Les auteurs qui se sont occupés des équivalents nutritifs ont donné des chiffres qui diffèrent beaucoup entre eux. Ainsi, pour n'en citer que quelques exemples, l'équivalent du froment serait 49 suivant M. Boussingault, et, d'après Bloch, 27.

Celui-ci prend pour équivalent du seigle le nombre 33, et M. Bousingault 51. Linhoff porte l'équivalent de l'avoine à 83, Bloch à 39, M. Boussingault à 54.

On doit considérer dans chaque aliment et séparément les matières azotées, le principe carboné, les substances grasses, les matières minérales, et former pour chacun de ces principes une table particulière. Alors seulement l'emploi des équivalents alimentaires aura une véritable utilité. Ainsi, nous verrons plus loin que, pour une partie de substance azotée, les fèves, les haricots, les pois et les lentilles contiennent environ deux parties de principes non azotés, le blé cinq parties et le riz dix parties. La viande renferme à peu près trois fois plus de matières azotées que le pain. Mais si on ne prenait pour point de comparaison qu'un des principes essentiels, l'azote, l'alimentation deviendrait impossible. Ainsi, si l'on voulait substituer le riz ou les haricots secs à la viande, il faudrait, en ne tenant compte que des matières azotées, pour 250 grammes de viande, environ 190 grammes de haricots et 550 grammes de riz. Ces quantités renferment la même proportion d'azote; mais la ration de haricots, et surtout celle de riz, contiennent trop de matières carbonées. Un semblable régime serait évidemment nuisible à la santé et ne pourrait être admis que comme une rare exception. D'un autre côté, si l'on voulait substituer 250 grammes de viande à 550 grammes de riz ou à 750 grammes de pain, l'homme ne tarderait pas à mourir d'inanition. Il ne recevrait pas, en effet, à beaucoup près, la quantité de carbone nécessaire à la production de la chaleur animale.

Une bonne table des équivalents alimentaires est indispensable pour la formation des rations normales, et, pour le prouver, prenons pour exemple le pain et la viande qui forment la base principale de la nourriture de l'homme. Si on admet que 100 grammes de pain renferment 7 grammes de matière azotée, et que, pour compenser les déperditions que l'homme éprouve en vingt-quatre heures, il faut que les aliments fournissent à l'économie 130 grammes de matières azotées, il faudra prendre plus de 1,850 grammes de pain, si on voulait former la ration alimentaire avec cet aliment seulement. Mais cette quantité de pain contient un excès de carbone qui est une perte pour le consommateur et qui fatigue les organes digestifs. D'un autre côté, si la ration était composée de viande, il faudrait, pour fournir à l'homme le carbone qui lui est nécessaire, environ trois kilogrammes de viande ; mais cette quantité renferme un grand excès d'azote qui serait évidemment nuisible à la régularité des fonctions physiologiques. Il faut donc établir une ration mixte avec la viande et le pain, de manière qu'elle renferme une partie d'aliments azotés, et environ quatre parties d'aliments respiratoires. Du reste, l'instinct nous guide dans le choix de nos aliments, et, lorsqu'ils sont trop azotés, nous augmentons par la graisse, par les matières amylacées la proportion des aliments respiratoires.

BLÉ.

Un grand nombre de chimistes se sont occupés de la détermination des éléments constituants du blé ; parmi les travaux qui ont été publiés sur cette question si importante, ceux de MM. Rossignon, Boussingault, Dumas, Payen, Péligot, Krocker, Horsford, etc., méritent d'être particulièrement cités. Ayant été appelé depuis quelques années, comme membre de la commission des subsistances militaires, à examiner un grand nombre d'échantillons de blés durs et de blés tendres, je pense qu'il sera utile pour la science et pour la pratique de publier les résultats que j'ai obtenus. J'ai déjà fait connaître les procédés que j'ai employés pour la détermination de l'eau, des matières fixes, de l'amidon, des matières azotées et du ligneux; mais la proportion de ce dernier principe étant beaucoup plus élevée dans mes expériences, j'ai besoin d'insister davantage sur ce point. Lorsqu'on traite le blé successivement par les acides et les alcalis étendus, l'eau bouillante, l'alcool et l'éther, la proportion de cellulose résistante ne dépasse pas 1, 5 pour 100 ; mais ce procédé analytique donne-t-il des résultats exacts ? Je ne le pense pas. En effet, la cellulose peu agrégée, comme celle qui se trouve à l'intérieur du grain, et même une partie de la cellulose qui constitue la première enveloppe, sont dissoutes, ainsi que je m'en suis assuré par les alcalis et les acides. Le ligneux du blé contient, en outre, d'autres substances qui ne sont pas alimentaires, telles que les matières colorantes, extractives, résineuses, etc., et qui pourtant sont dissoutes dans la séparation de la cellulose. J'ai démontré, en outre, dans mon travail sur la composition chimique du son, que tout l'azote du blé n'est pas fourni par des matières azotées assimilables. Ainsi, on a nourri un chien pendant plusieurs jours avec un mélange de bouillon et de son; on a recueilli les excréments, qui étaient presque entièrement composés de son, et on a séparé aisément ce produit en le lavant au-dessus d'un tamis de soie; puis on l'a fait bouillir successivement dans l'eau, l'alcool et l'éther pour qu'il ne conservât aucune substance étrangère, et enfin on l'a desséché à 120°. La proportion de matière azotée s'est élevée dans ce résidu à 3, 516 pour 100. Dans une autre expérience, on a analysé du son qui avait été donné successivement à deux chiens, et les chiffres fournis par l'analyse ont été absolument identiques. Le même son ayant déjà traversé le tube digestif de deux chiens, a été donné à un poulet, et la quantité d'azote n'a pas changé. Ces résultats sont décisifs, et ils montrent bien qu'il existe dans le son une matière azotée qui n'est pas assimilable.

J'ai fait voir également, dans mon Mémoire sur le pain de munition, que si l'on sépare, à l'aide de la diastase, les substances amylacées du son, et si, après avoir lavé le résidu, on le traite par l'acide chlorhydrique étendu, 100 parties donnent, par une ébullition suffisamment prolongée, 19.563 pour 100 de glucose. Or, ce sucre ne peut être produit que par la cellulose transformée par l'action de l'acide chlorhydrique.

Une autre expérience que j'ai faite récemment démontre ce fait d'une manière évidente. J'ai séparé mécaniquement la première enveloppe du blé, que j'ai fait bouillir, pendant quelques minutes, avec une eau acidulée composée de 100 grammes d'eau distillée et de 5 grammes d'acide chlorhydrique fumant. On a lavé le résidu, et on a dosé ensuite le glucose contenu dans la liqueur filtrée par le tartrate cupropotassique : 100 parties d'enveloppes ont fourni 44.650 de glucose ; et, comme elles ne contenaient pas d'amidon, il faut bien admettre que le sucre provenait de la cellulose. Le bois lui-même fournit des résultats analogues. En effet, si l'on dessèche 100 grammes de bois de chêne contenant 18 d'eau, et si on le traite ensuite successivement par l'acide chlorhydrique étendu, par une solution alcaline et par l'eau distillée, on constate que le poids du résidu ne dépasse pas 46 grammes.

Il résulte des faits qui précèdent, et de ceux que j'ai consignés dans mon Mémoire sur la composition du son, que la méthode d'analyse, qui repose sur l'emploi des acides et des alcalis, est inexacte, et que, dans l'état actuel de la science, la seule substance qui permette d'isoler les matières amylacées de la cellulose, c'est la diastase. Je n'ai pas besoin de rappeler les précautions qu'il faut prendre, et que j'ai indiquées ailleurs. Je me bornerai à dire ici, que j'ai reconnu la proportion de ligneux du blé (1) en sé-

---

(1) On ne doit pas confondre le ligneux avec la cellulose. Celle-ci est un principe immédiat pur. Le ligneux, au contraire, est formé de cellulose et d'une matière que M. Payen a appelée incrustante, dont la composition est complexe, mais qui ne contient pas de matière alimentaire.

parant successivement, à l'aide de l'eau et de l'éther, les substances solubles dans ces deux liquides, en transformant l'amidon en glucose, au moyen de la diastase, et en défalquant du poids du résidu la quantité de matières azotées et fixes obtenues par des déterminations directes.

Le blé moulu, traité par ce procédé, a donné une proportion de ligneux beaucoup plus considérable qu'on ne l'admet généralement. Voici quelques-uns des chiffres que j'ai obtenus.

	Ligneux pour 100.
Blé blanc de la Baltique.	4,301
— Poulard.	4,525
— dur d'Espagne	3,687
— dur d'Afrique.	3,823
— de Bordeaux.	4.157
— roux d'Amérique.	4,823
— tendre indigène.	4,629

On sépare complètement la dextrine et l'amidon, sans attaquer sensiblement la cellulose, en faisant bouillir, pendant quelques minutes, 25 grammes de blé moulu avec un mélange de 300 grammes d'eau distillée et de 6 grammes d'acide chlorhydrique fumant. On lave ensuite le résidu, on le dessèche, on sépare les matières grasses à l'aide de l'éther, on détermine la proportion de matières fixes et azotées qu'il contient, et la différence donne le ligneux. Ce procédé n'a pas la précision du précédent; il fournit cependant des indications suffisamment exactes. Ainsi, dans une de mes expériences, 100 grammes de blé tendre indigène moulu ont donné :

Son ne contenant plus de dextrine ni d'amidon.	8,780

Ce son renfermait :

Matières azotées.	2,520
— grasses.	1,798
— fixes	0,045
	4,363

En soustrayant ce dernier chiffre de 8.740 , on trouve 4.377, qui représente approximativement le ligneux ; mais il faut noter que l'eau acidulée bouillante entraîne des matières non alimentaires, telles que les matières colorantes.

Dans plusieurs expériences, qui ont exigé beaucoup de temps et de patience, on a détaché, avec la main, la première enveloppe de quelques échantillons de blé tendre préalablement humectés. Ils ont fourni, en moyenne, 3.540 d'enveloppes desséchées pour 100 de blé ; et encore n'a-t-on pas pu enlever la portion qui se trouve dans le sillon, qui partage en deux lobes le grain de blé. Cette pellicule, examinée au microscope, ne représente que des cellules, et ne contient ni gluten, ni matière grasse : traitée par l'eau bouillante, elle ne lui cède que 3.76 pour 100 de sels et de matières extractives. Elle renferme 2.120 de matières fixes , et 3.380 pour 100 de matière azotée non alimentaire , et qui peut être comparée, sous ce rapport, à celle qui est contenue dans la paille de froment, de seigle, d'orge, d'avoine, de pois, dans les balles de froment, et dans plusieurs espèces de feuilles, de bois, etc. Sous cette pellicule, qui semble être formée de plusieurs couches ligneuses et inassimilables, et qui, comme on le voit, est presque entièrement formée de cellulose, se trouvent d'autres téguments unis par une matière gommeuse que l'eau dissout facilement.

Il est difficile de séparer complètement cette seconde enveloppe; aussi n'ai-je pas pu en déterminer la proportion. La partie que j'ai pu détacher ne contenait pas d'amidon, et n'a fourni que 6.370 pour 100 de matières azotées.

Suivant M. Mouriès , le froment est composé de trois enveloppes : 1° l'épicarpe, tégument ligneux et très-léger, pesant 2 pour 100 du poids du blé ; 2° l'endocarpe, recouvert par les débris du sarcocarpe, chargé de matières extractives jaunes et d'huile essentielle ; cette membrane pèse 3.20 pour 100 ;

3° l'épisperme adhérent, très-azoté et incolore, pesant 3.30. L'embryon et l'endosperme donnent ensemble 91.5 pour 100.

Tous les essais de décortication du blé qui ont été faits dans ces derniers temps, et particulièrement ceux de M. Sibille, confirment mes expériences. Il résulte, en effet, des épreuves de décortication faites à la Manutention militaire, sous les yeux d'une commission nommée par le Ministre de la guerre, dans le courant de l'année 1855, que par la décortication on peut enlever au blé tendre environ 3 pour 100 de pellicules. Ces pellicules ne contiennent pas d'amidon. Le blé tendre ainsi décortiqué a fourni, en moyenne, par la mouture et le blutage ordinaires, 22 pour 100 de son. Ainsi, il est démontré, par ces expériences, que la proportion de ligneux contenu dans le blé est beaucoup plus considérable qu'on ne l'a cru jusqu'ici. C'est un fait important sur lequel j'appelle toute l'attion des chimistes et des médecins hygiénistes. En effet, si, comme je crois l'avoir démontré, le blé tendre contient 4.5 pour 100 de ligneux, on comprend l'utilité du blutage et la différence qui existe entre le pain blanc et le pain de munition, et particulièrement celui que l'on préparait autrefois. Le blutage serait une opération vaine et coûteuse s'il n'avait pour but que la séparation de 1 pour 100 de cellulose. La proportion élevée de matières non assimilables contenues dans le son justifie donc son élimination de la farine et la perte qui résulte de l'opération du blutage.

La séparation du son ne nuit pas à la nutrition et n'est pas, comme on l'a dit, une affaire de luxe. Qui ne sait, en effet, que le pain préparé avec la farine brute ou blutée à 5 ou 10 pour 100 est brun, mal levé, lourd, compacte, d'un aspect peu appétissant, d'une saveur aigre et d'une digestion souvent difficile ? Les boulangers les plus distingués n'ont-ils pas observé que la farine de froment contenant du son absorbe beaucoup plus d'eau et produit plus de pain

que la farine blanche? Et Parmentier, qui a étudié
avec tant de sagacité toutes les questions relatives à
la panification, n'a-t-il pas déclaré, dans tous ses ou-
vrages, que le son, quelque divisé qu'on le suppose,
fait du poids et non du pain, et qu'il apporte de
grands obstacles à la fabrication de cet aliment? Il
passe en entier, dit-il, sans être digéré ; aussi, lorsque le pain était préparé avec des farines brutes ou
blutées de 5 à 10 pour 100, les matières fécales des
soldats renfermaient-elles des quantités considé-
rables de son.

L'observation de tous les jours nous apprend également que l'épisperme des graines et l'épicarpe des
fruits sont également très-réfractaires à l'action digestive et empêchent quelquefois l'assimilation des
matières nutritives ; ainsi les pois, les haricots, les
lentilles, les cerises, les groseilles, les raisins, sor-
tent souvent intacts du tube digestif, quand ils n'ont
pas été divisés par la mastication.

Cependant, je suis convaincu qu'on peut obtenir
toujours du pain de munition très-bon et très-nour-
rissant avec la farine blutée à 20 pour 100 ; le son
qu'on y laisse est très-probablement utile, en ce sens
qu'il retient plus longtemps dans les organes digestifs
les matières assimilables. Je suis disposé à admettre
que les principes nutritifs ont besoin d'être mé-
langés avec des matières plus réfractaires. Ce serait
le rôle de la partie ligneuse du son, lorsqu'elle se
trouve en *proportion convenable* dans le pain de
ménage ou dans celui de munition. Avec un pain
blanc trop léger, des jeunes gens robustes et soumis
quelquefois à des travaux pénibles, comme le sont
nos soldats, ne seraient pas aussi bien nourris
qu'avec le pain de munition. Le son est également
utile par la matière non assimilable qu'il contient ;
en effet, celle-ci augmente le volume des matières
fécales, et rend ainsi les fonctions digestives plus
faciles et plus régulières.

D'après mes expériences, la composition des blés

durs et des blés tendres peut être représentée en moyenne par les nombres suivants :

Amidon et dextrine..	63.03
Matières azotées.	14,40
— grasses.	1,90
— fixes.	1,70
Ligneux	4,20
Eau	14,50
	100,00

RIZ.

Le riz entrant dans la composition des approvisionnements de siège, et son usage s'étant introduit dans les subsistances militaires, j'ai cru devoir étudier sa valeur nutritive d'une manière approfondie. Suivant les uns, cette substance alimentaire n'a qu'un pouvoir nutritif très-faible ; suivant les autres, elle doit être considérée comme une nourriture très-substantielle , parce que dans certaines contrées , comme en Chine et dans l'Inde, le riz forme la base ordinaire de l'alimentation de l'homme. Mais M. Boussingault l'a toujours vu , dans l'usage ordinaire, remplacer le pain, l'associer à la viande ou le consommer avec du lait.

On a prétendu que le riz est le seul aliment des Indiens des Indes Orientales ; mais le docteur Lequerri, qui a étudié le régime alimentaire des Indiens de Pondichéry, rapporte que tous les Indiens mangent du *kari* , qui est composé de viande , de poisson ou de légumes mêlés avec du riz. La composition chimique de cette graine et mes expériences physiologiques confirment les observations de M. Lequerri. En effet, le riz du Piémont se compose de :

Amidon, sucre et dextrine.	74,470
Matières azotées.	7,800
— grasses.	0,235
— fixes.	8,320
Ligneux.	3,445
Eau	13,730
	100,000

On voit que le riz est très-riche en aliments respiratoires, et qu'il renferme peu de substances azotées, grasses et salines. Le principe carboné dépassant dans une forte proportion les matières grasses et albuminoïdes, l'alimentation animale ne saurait être complète avec le riz qu'à la condition de l'associer avec des aliments riches en substances plastiques, comme la viande, le poisson, le lait, etc.

Afin d'éclairer cette question par quelques expériences pratiques, j'ai soumis pendant un certain nombre de jours des coqs très-vigoureux et autant que possible de même force, les uns au régime exclusif du riz, les autres au régime du blé, et voici les résultats que j'ai obtenus.

1re Expérience. — Un coq pesant 2 kil. 335 grammes a été nourri, pendant six jours, avec 530 grammes de riz; on l'a pesé, et on a constaté qu'il avait perdu 163 grammes. Pendant que ce coq était alimenté avec du riz, un autre coq, pesant 2 kil. 295 grammes, recevait 530 grammes de blé dur, contenant la même quantité d'eau que le riz. Au bout de six jours, on constata qu'il avait augmenté de 7 grammes, quoiqu'il eût jeûné souvent, l'autre coq mangeant lentement sa ration de riz.

2e Expérience. — On a soumis au régime du riz le coq qui, dans l'expérience précédente, avait été alimenté avec du blé dur, et douze jours après il avait perdu 182 grammes. Il avait consommé

493 grammes de riz. L'autre coq, qui avait été nourri avec du riz, a reçu dans le même espace de temps 493 grammes de blé dur ; la diminution en poids n'a été que de 40 grammes, quoiqu'il eût reçu une ration insuffisante.

3e *Expérience*. — Deux coqs de même force ont été nourris à discrétion, pendant douze jours, l'un avec du riz, l'autre avec du blé dur. Chaque jour, en distribuant la nouvelle ration, on pesait ce qui restait pour avoir la consommation réelle. Le premier a perdu 258 grammes ; le poids du second a augmenté de 358 grammes.

Dans d'autres expériences, on a nourri comparativement des poulets avec du riz, de l'orge et du blé tendre, et les résultats ont été à peu près les mêmes.

Il résulte donc de l'analyse chimique, des expériences physiologiques et de l'observation pratique, que le riz employé seul n'est pas un aliment substantiel, et qu'il doit toujours être associé aux aliments azotés. Il en résulte également que dans l'alimentation normale du soldat, par exemple, le riz ne pourrait pas être substitué à la viande et aux légumes secs. Il faudrait, en effet, en ne tenant compte que de l'azote, environ 550 grammes de riz pour remplacer 250 grammes de viande ou 160 grammes de légumes secs, tels que les lentilles, les fèves, les pois et les haricots. Mais la ration de riz contiendrait une proportion tellement grande de substances carbonées, qu'un semblable régime serait nuisible à la santé de l'homme.

ORGE.

Trois analyses d'orge (*hordeum vulgare*) ont donné les résultats suivants :

Matières azotées   10,655
Amidon et dextrine.   60,330
Matières grasses 2.384
Ligneux.   8,779
Substances minérales   2,623
Eau   15,229
                                        ———————
                                        100,000

Si on détache avec la main la première enveloppe de l'orge légèrement humecté, on trouve que cent parties de cette graine fournissent, en moyenne, dix d'enveloppe, qui, comme celle du blé, ne contient ni amidon, ni gluten, et qui est, en grande partie, formée de ligneux ; cependant des expérimentateurs habiles n'ont trouvé dans l'orge que 2.5 pour 100 de ligneux et de cellulose. Mais cette erreur tient au procédé analytique employé ainsi que je l'ai fait remarquer plus haut.

D'après ces expériences, l'orge contient en moyenne moins d'azote que le blé et une proportion un peu plus élevée de matières grasses. La matière azotée qu'il renferme est en grande partie à l'état d'albumine; aussi, quel que soit le soin qu'on apporte dans la préparation de la farine d'orge, elle ne donne qu'un pain lourd et compacte.

Quelques expériences faites sur les animaux prouvent que l'orge est moins nutritif que le froment. En effet, un coq pesant 2 kilogrammes 635 grammes a été nourri pendant treize jours avec 1 kilogramme 300 grammes d'orge, et il a perdu 75 grammes de son poids. Un autre coq pesant 2 kilogrammes 434 grammes a reçu également, pendant treize jours, 1 kilogramme 300 grammes de blé dur. Il a augmenté de 37 grammes. On a fait ensuite une expérience inverse sur ces deux animaux, et les résultats ont été approximativement les mêmes.

Dans une troisième expérience comparative, on a nourri pendant quinze jours deux coqs, l'un avec de l'orge contenant 10.855 pour 100 de matière azotée, l'autre avec du blé tendre qui renfermait 13.250 de principes plastiques. Le premier a perdu 23 grammes de son poids, le second a augmenté de 19.

Ils avaient reçu les mêmes quantités d'orge et de blé tendre. L'orge joue cependant particulièrement, dans les contrées méridionales, un rôle important dans l'alimentation de l'homme et des animaux.

AVOINE.

L'avoine est composée, sur 100 parties, de 73.5 de semence et de 26.5 d'enveloppes. Celles-ci ne contiennent aucune substance alimentaire pour l'homme, qui n'utilise que le fruit mondé.

De l'avoine récoltée en 1855, et mondée, a donné à l'analyse :

Matières azotées	11,254
Amidon et dextrine.	61,850
Matières grasses..	6,108
Ligneux..	3,460
Substances minérales	3,085
Eau	14,243
	100,000

L'avoine non mondée contient, pour cent, 21.325 de ligneux. 100 parties d'enveloppes contiennent 0 gramme 780 de matières azotées, 2.87 de substances minérales et 0 gramme 34 de matières grasses. Comme on le voit, elles sont pauvres en azote et en matières grasses; on trouve au contraire, dans la semence, des principes aromatiques et une forte proportion de substances azotées et surtout d'une matière grasse huileuse. Aussi l'avoine est-elle favorable à l'engraissement des animaux, et convient-elle aux chevaux, qui, soumis à des travaux pénibles et à un service régulier, à l'armée par exemple, exigent une nourriture substantielle sous un petit volume.

SEIGLE.

Le seigle joue un rôle assez important dans l'alimentation de l'homme. Autrefois le pain de munition français était formé de parties égales de seigle et de froment ; aujourd'hui encore le pain du soldat est fabriqué avec la farine de seigle dans quelques Etats du nord de l'Europe. Le pain de seigle est brun, lourd et compacte, et a une odeur spéciale ; il est moins nutritif que le pain de froment, mais il reste longtemps frais.

Du seigle récolté en 1855, près de Paris, contenait :

Matières azotées.	8,790
Amidon et dextrine.	65,533
Matières grasses.	1,992
Ligneux.	6.383
Substances alimentaires	1,772
Eau	15,530
	100,000

Cette céréale contient moins de matière azotée que l'orge, l'avoine et le froment ; elle diffère particulièrement de celui-ci en ce qu'elle ne donne pas de gluten par les lavages.

MAÏS.

Du maïs jaune d'automne, récolté en Corse en 1854, présentait en moyenne la composition suivante :

Matières azotées	9,905
Amidon, dextrine et sucre.	64,535
Matières grasses	6,680
Ligneux et matières colorantes . . .	3,968
Substances minérales.	1,440
Eau	13,472
	100,000

D'autres variétés ont donné approximativement les mêmes résultats.

Le maïs se distingue de la plupart des céréales par une forte proportion de substances huileuses qu'il renferme. Parmi les productions naturelles, il y en a peu qui réunissent mieux que cette denrée les principes nécessaires à la nutrition de l'homme. C'est un aliment agréable, substantiel et d'une digestion facile. Aussi forme-t-il la nourriture presque exclusive de diverses contrées d'Amérique et des provinces danubiennes, et est-il également très-employé en Italie, en Corse, dans le midi de la France, en Espagne, etc.

GRAINES ALIMENTAIRES DES LÉGUMINEUSES.

Les semences des légumineuses qui servent à la nourriture de l'homme sont : les haricots, les pois, les fèves, les lentilles, les pois chiches et les lupins. Les cotylédons de ces graines contiennent une matière azotée abondante, analogue avec la caséine, et que Braconnot, qui l'a découverte, a nommée légumine. Pour obtenir cette substance, on fait digérer les légumes concassés dans l'eau, on les écrase ensuite dans un mortier, on ajoute de l'eau à la pulpe qui s'est formée, on fait macérer de nouveau, on jette le tout sur une toile, et l'on exprime.

La liqueur laisse déposer de l'amidon, on la filtre encore, puis on précipite la légumine à l'aide de l'acide acétique étendu d'eau. Quelques chimistes cousidèrent ce principe comme identique avec la caséine du lait. Suivant M. Dumas, elle se coagule par la chaleur et par l'acide acétique très-étendu, à froid, et elle se dissout en grande partie dans l'acide acétique concentré.

Le procédé indiqué par M. Braconnot pour isoler la légumine ne pourrait pas être employé pour le dosage de ce produit, d'autant plus qu'il serait possible que la légumine fût, comme le gluten, composée de diverses substances. Mais, au point de vue pratique, cette opération ne paraît pas indispensable, puisque tous les principes albuminoïdes des aliments présentent la même composition. Il suffit donc de déterminer l'azote des graines des légumineuses pour avoir la proportion de la matière azotée qu'elles renferment.

Plusieurs observateurs ont retiré des graines des légumineuses divers principes, tels que le tannin, une matière amère nauséabonde, un extrait amer, etc., qui leur communiquent une odeur et une saveur particulières: mais ces substances, qu'y si trouvent, d'ailleurs, en faible proportion, nous intéressent peu au point de vue de l'alimentation de l'homme.

HARICOTS BLANCS ORDINAIRES.

Sur 100 parties en poids, les haricots blancs contiennent 7.5 d'enveloppes et 92.50 de cotylédons retenant encore la deuxième enveloppe qui est très-mince et très-adhérente. Les enveloppes séparées de l'amande ne renferment que quelques grains d'amidon, et, par l'analyse, on n'y trouve pour 100 que 0,200 de matière grasse et 6.5 de matière azotée, qui très-probablement n'est pas assimilable.

Le poids des matières minérales est de 5.815. On sait que l'enveloppe des haricots est réfractaire à l'action digestive.

Voici le résultat de l'analyse des haricots blancs ordinaires :

Matières azotées.	22,750
Amidon, dextrine et sucre.	45,427
Matières grasses..	2,750
Ligneux..	6,243
Substances minérales.	3,560
Eau	19,270
	100,000

POIS SECS ORDINAIRES.

On vend dans le commerce deux sortes de pois secs, les uns sont entiers, les autres verts et décorti-qués : ceux-ci portent le nom de pois cassés. Les pois entiers se composent, pour 100, de 90.50 de cotylé-dons, et 9.50 d'enveloppes qui ne renferment ni amidon, ni légumine, et qui cèdent à l'eau 8 pour 100 de leur poids.

Les pois décortiqués ont fourni à l'analyse :

Matières azotées	21,670
Amidon, dextrine et sucre.	57,660
Matières grasses.	1,920
Ligneux..	3,218
Substances minérales	2,802
Eau	12,730
	100,000

Les pois décortiqués contiennent une proportion plus élevée de matières azotées que les pois mûrs. J'ai observé également que les pois conservés par le procédé Masson renferment plus de substances albu-minoïdes que les pois secs ordinaires. Les fèves, les ha-ricots-flageolets ont aussi un pouvoir alimentaire plus grand que les fèves et les haricots blancs ordinaires, suivant la remarque de M. Payen et les faits que j'ai recueillis moi-même. Les expériences suivantes faites sur les pois font ressortir l'influence de la maturité sur les proportions relatives d'eau et de matières azotées :

EXPÉRIENCES.	DÉSIGNATION.	EAU p. 100.	Matière azotée p. 100 de pois desséchés.
1re expérience.	Pois verts très-tendres	82,85	38,35
2e —	Idem.	83,20	38,67
3e —	Idem.	80,90	37,98
1re —	Pois verts plus avancés que les précédents.	76,14	34,17
2e —	Idem.	75 20	34,48
3e —	Idem.	75,36	34,46
1re —	Pois verts mûrs	70,62	27,72
2e —	Idem.	70,49	27,43
3e —	Idem.	70,87	27,21

Ainsi, la quantité relative d'azote diminue dans les aliments parvenus à leur maturité.

FÈVES.

La composition des fèves de marais est représentée par les chiffres suivants :

Matières azotées	24,210
Amidon et dextrine.	44,156
Matières grasses	1,418
Ligneux. matières colorantes, etc. .	12,630
Substances salines.	3,565
Eau	14,020
	100,000

100 parties de fèves renferment 15 d'enveloppes et 85 de cotylédons. L'enveloppe, qui ne contenait ni amidon ni légumine, a cédé à l'eau 14 pour 100 de

son poids ; l'extrait obtenu par l'évaporation de la liqueur était chargé de beaucoup de matière colorante. Les féverolles sont supérieures aux fèves par le chiffre de la matière azotée.

LENTILLES.

Les lentilles se composent de :

Matières azotées	29,055
Amidon et dextrine	43,956
Matières grasses	1,484
Ligneux	7,738
Substances salines	2,365
Eau	15,402
	100,000

100 parties de lentilles contiennent 8.50 d'enveloppes dépourvues d'amidon et de légumine, et 91.50 de cotylédons. C'est dans ces enveloppes que résident les principes aromatiques qui distinguent les lentilles des autres légumineuses, et qui leur donnent une odeur et une saveur particulières. D'après mes expériences, les lentilles, à l'exception des lupins, sont de toutes les légmineuses les plus riches en aliments azotés.

POIS CHICHES.

On a trouvé pour la composition des pois chiches :

Matières azotées	21,775
Amidon et dextrine	50,820
Matières grasses	5,320
Ligneux, substances résiniformes, tannin	4,175
Substances salines	2,730
Eau	15,180
	100,000

LUPINS.

Les lupins, dont on consomme d'assez grandes quantités pour la nourriture de l'homme, dans quelques contrées méridionales, sont formées de 23.50 pour 100 d'enveloppes et de 76.5 de cotylédons. Ils ont donné à l'analyse :

Matières azotées.	38,350
Amidon et dextrine	26,232
Matière grasse huileuse.	7,854
Ligneux et principe amer	14,554
Substances salines.	2,830
Eau.	10,180
	100,000

On voit que les lupins se distinguent des autres légumineuses par une proportion très-forte de matières azotées, de substances huileuses et de ligneux ; celui-ci diminue naturellement leur valeur alimentaire.

228